Inhalt

Einführung

Herzlich willkommen zum 2ten Teil der Health & Fitness Experts Reihe. Mein Name ist John Dexter und ich darf mich kurz vorstellen. Ich bin bereits seit meinem 16ten Lebensjahr in der Fitness und Gesundheit Branche. Ich bin nun mehr 13 Jahre erfolgreich als Personal Coach und Ernährungsberater tätig. Das ist auch schon alles was Sie von mir wissen müssen denn es geht hier nicht um mich, sondern Sie. Wenn Sie sich den ersten Teil dieser Reihe nicht erworben haben, dann empfehle ich es Ihnen dringend dies nachzuholen, denn diese Bücher bauen auf sich auf. Das Buch finden Sie unter „Meine Buch Empfehlungen" oder klicken Sie hier.

Ein Faktor, warum Diäten und Workouts beim Abnehmen nicht funktionieren bzw. sehr schleppend und langsamen man abnimmt, ist ein träger Stoffwechsel. Ein eingeschlafener Stoffwechsel also Ihr Motor kann kaum Fett verbrennen, wenn er nicht mehr richtig funktioniert. Dies passiert durch falsche Ernährung und wenig Bewegung. Ein anderer Grund ist, dass Sie verschlackt sind und erst mal Ihren Körper entgiften müssen.

Es stimmt zwar, dass die Stoffwechselrate einer Person oft sehr unterschiedlich vom erwarteten Durchschnitt ist, aber eine langsamere Rate führt nicht zum Scheitern. Indem Sie einige Schritte unternehmen, um zu bestimmen, wie Ihr individueller Metabolismus funktioniert, können Sie Ihren Diät- und Trainingsplan optimieren, um effektiver zu sein, selbst wenn Ihre persönliche Rate weniger leistungsfähig ist. Das ist jedoch nicht die einzige Kraft, die Sie haben. Wenn Ihre aktuelle metabolische Rate langsamer als der ideal ist, haben Sie die Fähigkeit, es zu beschleunigen, und somit werden die Bemühungen Ihre Gesundheit zu verbessern effektiver. Dieses Buch wird Ihnen helfen zu verstehen geben, wie der Energiestoffwechsel funktioniert. Es gibt Ihnen auch die Schlüssel zur Kontrolle Ihrer eigenen metabolischen Rate durch Zieleinstellung, sorgfältig kontrolliertes Essen und die richtigen Arten von Übung.

Sie werden lernen, Ihre Fortschritte zu verfolgen und mit möglichen Fallstricken umzugehen, und Sie erhalten einige Beispiele dafür, wie Sie die Stoffwechselrate täglich kontrollieren können. Sobald Sie die richtigen Werkzeuge haben, müssen Sie sich nicht mehr wie ein Sklave Ihres natürlichen Stoffwechsels fühlen. Indem Sie sich einfach die Zeit nehmen, Ihren eigenen Körper zu verstehen, können Sie schlanker, fitter und gesünder sein. Es braucht ein wenig Zeit und es ist nicht einfach, aber die Ergebnisse sind definitiv lohnenswert. Wenn Sie denken, dass Diäten und Workouts nie für Sie funktioniert hat, könnte die Antwort darin bestehen, Ihren Stoffwechsel zu kontrollieren.

KAPITEL 1- VERSTEHEN DER METABOLISCHEN RATE

Was ist Ihr Stoffwechsel?

Ein überraschender Prozentsatz von Menschen sprechen über den Metabolismus, ohne wirklich zu verstehen, was es ist oder wie es Ihre Nahrungsaufnahme beeinflusst. Einfach gesagt, ist der Stoffwechsel der Prozess, bei dem Ihr Körper die Energie vom Essen in Treibstoff umwandelt, dann "verbrennt", damit der Treibstoff funktioniert.

Der eigentliche Prozess beruht auf einer großen Anzahl von Organen und kommt in jedem Gewebe in Ihrem Körper vor. Es wird durch Enzyme und Hormone reguliert, die durch viele andere Faktoren beeinflusst werden können. Während viele Menschen einfach ihre Körper als Motoren betrachten, die Essen statt Benzin verbrennen, ist die Realität viel komplizierter. Deshalb ist es so wichtig, alles über Ihren Stoffwechsel zu lernen, bevor Sie versuchen, es zu beeinflussen.

Wie funktioniert der Stoffwechsel?

Ihr Stoffwechsel ist verantwortlich für die Festlegung der Rate, mit der Sie Kalorien verbrennen. Dies wiederum beeinflusst Ihre natürliche Energie- und Aktivitätslevel, sowie wie leicht Sie abnehmen oder zunehmen. Es gibt viele Faktoren, die Ihren Grundumsatz beeinflussen können. Zum Beispiel neigen jüngere Menschen zu einem höheren Stoffwechsel. Nach etwa 40 Jahren können Sie erwarten, dass sich Ihre Stoffwechselrate alle 10 Jahre um etwa 5 Prozent verlangsamt. Männer haben auch einen höheren Stoffwechsel als Frauen, und Menschen, die mehr Muskelmasse haben, verbrennen Kalorien schneller als Menschen, die hauptsächlich Fett tragen.

Ihre Genetik beeinflusst auch Ihren Stoffwechsel. Wenn Ihre Eltern oder andere enge Verwandte dazu neigen, auf natürliche Weise aktiv zu sein und leicht abnehmen, besteht eine gute Chance, dass Sie das auch tun. Wenn Ihre biologischen Familienmitglieder zu langsamem Stoffwechsel neigen, können Sie auch Probleme mit übermäßigem Körperfett und niedrigen Aktivitätsniveaus haben. Dies kann durch einige Krankheiten und hormonelle Probleme verschlimmert werden; Zum Beispiel haben Menschen mit Schilddrüsenproblemen oft Schwierigkeiten, die Hormone zu produzieren, die für die korrekte Verbrennung von Kalorien verantwortlich sind. Dies führt zu niedrigen Energieniveaus und einer Tendenz zur Gewichtszunahme, auch wenn Sie wenig essen.

Stoffwechselkontrolle und Gesundheit

Die enorme individuelle Variation im Stoffwechsel macht es sehr wichtig, Ihre eigene spezifische Rate zu bestimmen, wenn Sie erfolgreich abnehmen oder zunehmen wollen. Leider üben die meisten Menschen wenig bis keine Kontrolle über ihren Stoffwechsel aus, was es schwierig oder unmöglich macht, ihren Körper zu verändern. Dies kann frustrierend sein, aber es lässt Sie auch für eine Reihe potenziell gefährlicher Gesundheitszustände offen.

Obwohl ein erhöhter Körperfettanteil nicht als ein signifikantes Gesundheitsproblem betrachtet wird, wurde es mit einer Reihe von Krankheiten und anderen Erkrankungen in Verbindung gebracht, die Ihre Lebensqualität erheblich beeinträchtigen oder sogar tödlich sein können. Dies gilt insbesondere, wenn Sie die Gewichtszunahme, die durch einen sehr niedrigen Stoffwechsel verursacht wird, mit der niedrigen Energie und dem Aktivitätsniveau kombinieren, die oft damit einhergehen. Inaktive Menschen haben eine niedrigere durchschnittliche Lebensdauer als selbst die mäßig aktive, unabhängig von ihrem Körpergewicht.

Wenn man nur 75 Minuten leichten Trainings pro Woche hinzufügt, könnte dies laut Harvard University fast 2 Jahre in Ihrem Leben bedeuten, während ein langsamer Stoffwechsel und die Verlockung der Inaktivität die Freizeit entlasten könnten.

Messen Sie Ihre Stoffwechselrate

Woher wissen Sie, ob Ihr Stoffwechsel schnell, langsam oder nahe am menschlichen Durchschnitt ist? Leider kann das Messen der Geschwindigkeit, mit der Ihr Körper Energie aus Nahrung verarbeitet und verwendet, ziemlich schwierig sein. Wir haben keinen einfachen medizinischen Test, um Ihnen genau zu sagen, wie viele Kalorien Sie zu sich nehmen.

Stattdessen müssen die meisten Menschen einen Versuch- und-Irrtum-Ansatz verwenden, um festzustellen, ob sie genug essen oder trainieren. Es gibt ein paar andere Möglichkeiten, um eine Schätzung für Ihren täglichen Kalorienbedarf zu erhalten. Hier ist ein Blick auf einige Optionen.

<u>Die Harris Benedict Gleichung</u>

Diese klassische Berechnung ist, was Ärzte und Fitness-Spezialisten verwenden, um die Basal Metabolic Rate (BMR) für jemanden mit einer bestimmten Höhe und Gewicht zu ermitteln. Es wird Ihnen nicht viel über Ihren spezifischen Stoffwechsel erzählen, aber wenn Sie von Null anfangen, gibt es Ihnen einen guten Platz, um mit der Anpassung Ihrer Messungen zu beginnen. Diese Berechnung ist für Männer und Frauen unterschiedlich, also achten Sie darauf, die richtige Formel zu verwenden.

Frauen: 655 + (4,35 x Ihr Gewicht in Pfund) + (4,7 x Ihre Größe in Zoll) - (4,7 x Ihr Alter in Jahren) = BMR
Männer: 66 + (6.23x Ihr Gewicht in Pfund) + (12.7 x Ihre Größe in Zoll) - (6.76 x Ihr Alter in Jahren) = BMR

Die Zahl, die sich aus dieser Gleichung ergibt, ist selbst im Durchschnitt nicht korrekt, es sei denn, Sie addieren Ihr tägliches Aktivitätsniveau dazu.Um der benötigten Kalorienzufuhr Ihres Körpers ein wenig näher zu kommen, multiplizieren Sie den BMR mit 1,2, wenn Sie wenig oder keine Bewegung haben. Wenn Sie ein leichtes Training zwischen einem und drei Tagen pro Woche erhalten, multiplizieren Sie es mit 1,375.

Wenn Sie hart genug trainieren, um zwischen 3 und 5 Tagen pro Woche gewickelt zu werden, multiplizieren Sie den BMR mit 1,55. Sportler und andere Personen, die fast jeden Tag schwere Übungen machen, sollten sich mit 1.725 multiplizieren. Wenn Ihr Aktivitätslevel hoch genug ist, dass Sie für zwei Stunden oder mehr pro Tag sehr intensiv trainieren, multiplizieren Sie mit 1,9. Dies ergibt einen vernünftigen Ausgangspunkt für die Menge, die Sie essen müssen.

Proprietäre Atemtests

Viele Fitness-Clubs und Gewichtsverlust Zentren bieten Zugang zu Geräten, die Ihren Stoffwechsel über die Luft, die Sie ausatmen messen können. Diese Tools analysieren die Menge an Kohlendioxid und Sauerstoff, die Ihr Körper produziert. Das Ergebnis ist Ihre Resting Metabolic Rate (RMR), eine Zahl, die sich auf Ihren BMR bezieht.

Die meisten Geräte funktionieren nur, wenn Sie nicht trainiert haben, aber einige verfügen über einen optionalen Modus, der die Anzahl der Kalorien angibt, die Sie während eines Trainings verbrannt haben. Da Werkzeuge, um Ihren Stoffwechsel zu testen, in der Regel teuer sind, sind sie schwer zu kaufen; Sie müssen sich darauf verlassen, dass Sie einen Test in einem lokalen Zentrum kaufen, das den Service anbietet.

<u>Langzeitmessung</u>

Diese Technik ist die kostengünstigste und am wenigsten komplizierte Art, Ihre persönliche Stoffwechselrate ohne jegliche Ausrüstung zu berechnen. Es dauert jedoch eine Weile. Der Prozess ist einfach: Zeichnen Sie Ihre Kalorienzufuhr so genau wie möglich zusammen mit Ihrem Trainingslevel ein. Überwachen Sie Ihr Gewicht für mehrere Wochen oder Monate und bestimmen Sie, ob Sie im Durchschnitt erhalten, gewinnen oder verlieren.

Lassen Sie sich jedoch nicht von gelegentlichen täglichen Stacheln oder Körpergewichtstäuschungen täuschen, der Durchschnitt ist wichtig. Sobald Sie wissen, ob Sie gewinnen und wenn ja, wie viel, können Sie herausfinden, wie viele Kalorien Ihr Körper verwendet im Vergleich zu wie viel es speichert. Im Durchschnitt braucht man etwa 7500 überschüssige Kalorien, um ein Pfund Fett oder etwa 500 zusätzliche Kalorien pro Tag anzulegen. Diese Technik ist am effektivsten, wenn Sie zuerst die Methode Nummer 1 verwenden und dann herausfinden, wie sich Ihre persönliche Stoffwechselrate auf den berechneten Durchschnitt bezieht.

KAPITEL 2 - DIE BEDEUTUNG DER METABOLISMUS-KONTROLLE

Sobald Sie verstehen, wie effektiv Ihr Körper täglich Kalorien verarbeitet und verwendet, können Sie anpassen, wie viel Sie essen und trainieren. Für die meisten Menschen reicht das, um den gewünschten Gewichtsverlust oder Aufbau zu starten.

Das ist jedoch nicht das einzige, was Sie mit Informationen über Ihren persönlichen Stoffwechsel tun können. Sie können auch lernen, es einzustellen. Wenn Sie glauben, dass Ihr Körper einfach zu langsam und zu effizient ist, um das Essen zu essen, das Sie essen, gibt es Strategien, die Sie anwenden können, um das Problem zu beheben.

Vorteile der Kontrolle Ihrer Stoffwechselrate

Die Kontrolle Ihrer Stoffwechselrate bietet eine Vielzahl von Vorteilen. Es hilft Ihnen, mehr aus einer Diät oder einem Trainingsprogramm herauszuholen, das Sie gewählt haben, um die Form und die Zusammensetzung Ihres Körpers zu verändern. Es gibt Ihnen auch die Möglichkeit, Ihre allgemeine Gesundheit zu verbessern. Im Allgemeinen hilft die Förderung Ihres Stoffwechsels Ihnen, gesünder zu sein und länger zu leben.

Sie können auch das Risiko von Herzerkrankungen, Diabetes und ähnlichen Erkrankungen verringern, obwohl weder ein hoher Stoffwechsel noch ein niedrigeres Körpergewicht eine todsichere Möglichkeit darstellen, diese gesundheitlichen Probleme zu vermeiden. Viele Menschen, die lernen, ihren Stoffwechsel zu kontrollieren, erfahren auch eine bessere psychische Gesundheit. Schließlich fühlt es sich nicht besonders lustig an, dem Körper ausgeliefert zu sein, aber wenn man es schafft, kann man sich selbstsicherer und glücklicher fühlen. Dies kann zu anderen gesundheitlichen Vorteilen führen, die mit weniger Stress und einer besseren Lebenseinstellung verbunden sind.

Die Gefahren des Ungleichgewichts

Während die Kontrolle Ihres Stoffwechsels eine Reihe von gesundheitlichen Vorteilen bieten kann, ist es potentiell gefährlich, etwas dagegen zu unternehmen. Schließlich kann jede Art von Ungleichgewicht in Ihrem Körper im Laufe der Zeit zu erheblichen Problemen führen. Ein träger Stoffwechsel könnte Ihr Körper sein, der Ihnen signalisiert, dass etwas nicht in Ordnung ist. Egal, ob Sie Ihren Aktivitätslevel erhöhen, was Sie essen möchten oder Hilfe für ein hormonelles Problem suchen, Sie sollten nicht ignorieren, was Ihr Körper Ihnen zu sagen hat.

Sie haben ein viel höheres Risiko für ein metabolisches Ungleichgewicht, wenn Sie keine guten Gesundheitsgewohnheiten wie regelmäßige Bewegung oder niedrige Stresslevel beibehalten. Viele Raucher und Menschen, die regelmäßig trinken, leiden auch an einem langsameren Stoffwechsel und einer Zunahme des Körperfetts. Ihre metabolische Rate kann auch abnehmen, wenn Sie große Mengen stark verarbeiteter Kohlenhydrate wie Maissirup mit hohem Fructoseanteil konsumieren, der nachweislich die Insulinreaktion und andere wichtige Funktionen beeinträchtigt.

Da diese Zutaten normalerweise in Snack- und Convenience-Lebensmitteln enthalten sind, ist es für sie leicht, in Ihre Ernährung zu kriechen, wenn Sie einen anstrengenden oder stressigen Lebensstil haben.
Die gute Nachricht ist, dass selbst wenn Sie gerade an einem metabolischen Ungleichgewicht leiden, Sie nicht einfach auf die Ergebnisse warten müssen.

Sie können Maßnahmen ergreifen, um Ihre Gesundheits- und Lebensgewohnheiten zu ändern, die Fähigkeit Ihres Körpers, Energie richtig zu verarbeiten, effektiv zu erhöhen und das Risiko für viele dieser Gesundheitsprobleme zu verringern.

KAPITEL 3- METABOLISCHE ZIELE EINSTELLEN

Es ist zwar richtig, dass eine sofortige Änderung Ihrer Stoffwechselrate am wünschenswertesten ist, aber das ist einfach nicht möglich. Sie müssen geduldig sein und langsam arbeiten, um Ihren Stoffwechsel und Ihre Gesundheit zu steigern.

Das bedeutet, dass Sie vernünftige Ziele setzen und verstehen müssen, dass Sie auf dem Weg zum Erfolg einige Rückschläge und Frustrationen erleben können. Es bedeutet auch, den Zieltyp zu identifizieren, der am besten zu Ihnen und Ihrer derzeitigen Lebenssituation passt.

So identifizieren Sie Ihre Ziele

Nicht jeder wird die gleichen metabolischen Ziele haben. Schließlich beschäftigen sich viele Menschen mit ihren Projekten anders. Für manche sind viele kleine Ziele, die zu dem großen Schlussangriff führen, und auch erforderlich, um sie auf Kurs zu halten. Für andere ist ein einzelnes großes Ziel erstrebenswerter, da es ihnen hilft, alles in Perspektive zu halten.

Denken Sie darüber nach, wie Sie mit Zielen bei der Arbeit oder Ihrem Lieblingshobby interagieren möchten. Entscheiden Sie, welche Art von Zielstruktur für Sie am besten geeignet ist, bevor Sie Meilensteine für Ihre metabolischen Verbesserungen setzen. Sobald Sie wissen, auf welche Art von Zielen Sie am ehesten reagieren, können Sie darüber nachdenken, wie dies für Ihren Stoffwechsel gilt. Da es schwierig sein kann zu sagen, wie Ihr Körper auf die Methoden reagiert, mit denen Sie Ihre Energiebilanz verbessern, ist es eine gute Idee, bestimmte numerische Ziele zu vermeiden.

Während Sie vielleicht in der Lage sein möchten, Ihren RMR um 200 Kalorien pro Tag zu erhöhen, ist das normalerweise leichter gesagt als getan. Anstatt diese Art von Ziel zu wählen, konzentrieren Sie sich auf gesunde Gewohnheiten oder behandeln Ihren Körper gut.

Wenn Sie das Gefühl haben, dass Sie eine Nummer benötigen, auf die Sie sich konzentrieren können, sollten Sie sich überlegen, ob Sie eine bestimmte Anzahl zusätzlicher Kalorien pro Tag verbrennen oder für eine bestimmte Zeit trainieren möchten. Das gibt Ihnen etwas Konkretes, um den Preis im Auge zu behalten, ohne unangemessene Erwartungen darüber aufzustellen, was Ihr Körper für Sie tun kann und was nicht.

Metabolische Zeitrahmen

Wenn Sie noch nie zuvor versucht haben, Ihren Stoffwechsel zu verändern, kann es schwierig sein, herauszufinden, welchen Zeitrahmen Sie für Ihre Ziele wählen sollten. Dies gilt insbesondere, wenn Sie mit Diäten, die schnelle Ergebnisse versprechen, vertraut sind. In der Tat dauert jede Art von dauerhafter Veränderung eine Weile, um wirklich effektiv zu sein. Sie können den Prozess der Verbesserung Ihres metabolischen Gleichgewichts in nur wenigen Wochen beginnen, aber die meisten Fälle werden Monate benötigen, um signifikante Ergebnisse zu sehen.

Seien Sie geduldig und behalten Sie den Überblick darüber, was mit Ihrem Körper passiert, und Sie werden in der Lage sein, Änderungen in Ihren Gewichts- und Energietrends zu erkennen. Im Laufe der Zeit werden Sie feststellen, dass Sie mehr daran interessiert sind, aktiv zu sein, dass Ihr Appetit auf schwere, kohlenhydratreiche Nahrungsmittel abnimmt und Sie leichter abnehmen. Bei besonders hartnäckigen oder langsamen Stoffwechsel kann der Prozess frustrierend langsam sein. Wenn Sie nach einigen Monaten jedoch keine Veränderung feststellen, wenden Sie sich an einen Arzt. Möglicherweise haben Sie ein unkorrigiertes hormonelles Ungleichgewicht, das Ihre Bemühungen, Ihr Energiegleichgewicht zu korrigieren, daran hindert, richtig zu arbeiten. Die meisten relativ gesunden Menschen werden jedoch in der Lage sein, den Unterschied in einer Saison zu unterscheiden.

KAPITEL 4- ESSEN FÜR IHREN METABOLISMUS

Ihr Stoffwechsel steuert, wie Ihr Körper Energie aus der Nahrung verwendet, die Sie verbrauchen, aber die Nahrung selbst kann sich auch auf den Prozess auswirken. Wenn Sie sich für Nahrungsmittel entscheiden, die reich an Proteinen und Ballaststoffen sind, helfen Sie Ihrem Körper, Fett zu vermeiden und seine Fähigkeit, Energie zu nutzen, zu erhöhen. Sie können auch Ihren Stoffwechsel beeinflussen, indem Sie kontrollieren, wann Sie essen und wie viel Sie insgesamt wählen.

Während es eine gute Idee zu sein scheint, durch weniger Essen zu essen abzunehmen, kann zu wenig Essen tatsächlich schädlicher sein als zu viel! Diäten verbrauchen weniger Kalorien als Ihr BMR, aber zu wenige werden Ihrem Körper sagen, dass Sie verhungern und ihn ermutigen, den Energieverbrauch zu reduzieren und viel Fett zu speichern.
Hier ist ein Blick auf Ihr Essen, wann Sie essen, und wie viel Sie konsumieren nötig, um Veränderung an Ihren Stoffwechseln herbeizuführen.

Lebensmittel, die helfen, Ihre Stoffwechselrate zu verbessern

Es gibt keine "Magic Bullet" -Lebensmittel, die Ihnen sofort den perfekten Stoffwechsel in kurzer Zeit liefern kann. Es gib jedoch Lebensmitteln die eine bessere Energiebilanzeigenschaften haben. Diese helfen Ihrem Körper, Kalorien in nutzbare Energie anstatt in Fett umzuwandeln, und sie helfen Ihnen auch, sich leicht und motiviert zu fühlen. Denken Sie daran, dass nicht alle Stoffwechsel fördernden Lebensmittel für alle geeignet sind; Wenn Sie wissen, dass Sie eine Allergie oder eine Unempfindlichkeit gegenüber einem bestimmten Produkt haben, streichen Sie es von Ihrer Liste und versuchen Sie etwas Anderes.

> ➤ **Koffein** - Es ist bekannt, dass zu viel Koffein Angstzustände erhöht und bei anfälligen Patienten Herzprobleme verursacht, aber ein wenig könnte für das Energiegleichgewicht von Vorteil sein. Laut dem Journal of Sports Medicine, hat Koffein in Kaffee, Schokolade und anderen Produkten gezeigt, dass es die Leistung in hoch Intensität Übungen erhöhen kann. Eine japanische Studie schlug vor, dass der Verzehr einer Tasse Tee pro Tag den Stoffwechsel um bis zu 12 Prozent erhöhen könnte, da zusätzliche Antioxidantien in diesem enthalten sind.

> **Chilischoten** - Diese anregenden Gemüseärt können mehr als nur eine Mahlzeit interessant halten. Capsaicin, die Verbindung, die dafür verantwortlich ist, Paprika scharf zu machen, ist auch dafür bekannt, den Stoffwechsel zu verbessern. Nur ein Esslöffel gehackte Chilis hilft, die Wärmeproduktion Ihres Körpers zu steigern und Ihr Nervensystem zu stärken. Kurzfristig könnte das Hinzufügen von Chilis zu Ihrer Mahlzeit Ihren Stoffwechsel um fast ein Viertel steigern. Dieser Effekt hält nicht an, also ist es eine gute Idee, das Gewürz griffbereit zu halten.

> **Kaltes Wasser** - Wenn die meisten Ihrer Getränke warm oder heiß sind, können sie Stoffwechselprobleme verursachen. Wenn Sie diese Getränke mit kaltem Wasser ersetzen, können Sie Ihre Stoffwechselrate im Ruhezustand um bis zu 50 Kalorien pro Tag erhöhen, wenn Sie 48 Unzen trinken. Eine durchschnittliche Person, würde so etwa 5 Pfund pro Jahr verlieren. Wahrscheinlich ist es mit der Energie verbunden, die benötigt wird, um das Wasser für den Gebrauch durch Ihren Körper aufzuheizen. Dieses Wasser hilft dir auch dabei, dich mit Feuchtigkeit zu versorgen und stellt sicher, dass du etwa 2 Prozent mehr Kalorien verbrennst, als wenn der Körper weniger hydriert ist.

- ➤ **Fettem Fisch** - Lachs, Thunfisch und ähnliche Fische sind für ihre hohen Anteile an Omega-3-Fettsäuren bekannt, Substanzen, die bei neurologischen Funktionen helfen und die Migräne reduzieren können. Zusammen mit Garnelen und Tofu enthalten diese Lebensmittel auch viel Vitamin D, das wichtig ist, um Ihre Muskeln in einem guten Zustand zu halten. Die meisten Menschen bekommen nicht genug Vitamin D in ihrer Ernährung oder durch die Sonnenexposition, also stellen Sie sicher, dass Sie Ihre Nivea und Ihren Metabolismus hochhalten, indem Sie einige Portionen öligen Fisch pro Woche essen. Fisch ist auch eine große Quelle an Taurin, dass nachweislich die Energie verbessert und sogar als potenzieller Diabetes-Verhinderer wirkt.

- ➤ **Frisches Obst und Gemüse** - Die meisten Menschen wissen bereits, dass es für sie auf lange Sicht besser ist, viel frisches Obst und Gemüse zu essen. Schließlich wurde gezeigt, dass diese Lebensmittel den Alterungsprozess verlangsamen und Krebs bekämpfen. Sie können Ihnen aber auch helfen, Gewicht zu verlieren. Die hohen Anteile an Ballaststoffen in dem meisten Obst und Gemüsesorten machen sie zu einem guten Weg, um Ihren Appetit zu reduzieren. Sie erhöhen auch Ihr Fettverbrennungspotential genau wie ganze Körner, besonders, wenn Sie auf 25 bis 30 Gramm Faser pro Tag zielen. Wollen Sie das Beste aus Ihren Früchten und Gemüse herausholen? Schäle sie nicht, es sei denn, Sie müssen unbedingt. Auf diese Weise erhalten Sie mehr Nährstoffe von jeder Paprika oder Tomate.

> **Eisenreiche Lebensmittel** - Sie können Fett nicht ohne die richtige Menge an Sauerstoff in Ihrem System verbrennen, und niedrige Eisenspeicher können Ihren Sauerstoffgehalt deutlich senken. Dies ist ein besonders hohes Risiko für viele Frauen und Menschen, die nicht viel Fleisch essen. Versuchen Sie, angereicherte Cerealien, dunkles grünes Blattgemüse, Bohnen und Schalentiere zu essen, um Ihr Niveau anzukurbeln und Ihr Energieniveau hochzuhalten. Sie werden aktiver sein wollen, und das wird Ihrem Stoffwechsel helfen, höher zu bleiben.

> **Fettfreie Proteine** - Ob Sie mageres Fleisch wählen oder Ihr Protein in Form von fettarmen Milchprodukten oder Bohnen bevorzugen, der Verzehr von viel magerem Protein könnte Ihnen dabei helfen, Ihren Stoffwechsel anzukurbeln. Sicherzustellen, dass Sie ein hochwertiges Protein bei jeder Mahlzeit haben, könnte der Schlüssel zur Steigerung Ihrer fettfreien Muskelmasse und Verringerung der Menge an Fett sein, die Sie tragen. Gute Optionen sind Nüsse, Joghurt oder fettarmes Huhn. Einige Studien deuten darauf hin, dass Sie die Anzahl der Kalorien, die Ihr Körper nach einer Mahlzeit verbrennt, um bis zu einem Drittel

erhöhen können, wenn Sie eine volle Portion Protein zu sich nehmen.

> **<u>Senf</u>** - Wenn es um Senf und Stoffwechsel geht, ist der Geschmack umso besser. Das liegt daran, dass die heißen Verbindungen in diesem Kohl-Verwandten ähnliche Vorteile wie Capsaicin bieten. Sehr scharfe Senfsoßen können Ihnen vorübergehend einen Stoffwechselschub von 20 bis 25 Prozent geben.

> **<u>Wassermelone</u>** – Diese Frucht ist bereits fettfrei und relativ kalorienarm, aber wussten Sie, dass es auch die Zunahme an Körperfett reduzieren könnte? Laut einer im Journal of Nutrition veröffentlichten Studie förderte das in Wassermelonen gefundene Arginin den Gewichtsverlust bei übergewichtigen Mäusen um 64 Prozent. Die Versuchspersonen erhielten mehr Muskelmasse als Mäuse, die das Arginin nicht erhielten. Plus, Wassermelone hilft Ihnen, sich voll zu fühlen, also ist es eine gute Wahl für einen Stoffwechsel-fördernden Imbiss.

> **<u>Vollkorn</u>** - Die zusätzlichen Ballaststoffe und Vitamine in ganzen Körnern machen sie gut für Ihren Körper im Allgemeinen, aber dieses Essen kann mehr als nur Sie zu ernähren. Wenn Sie unverarbeiteten Weizen, Hafer, Reis und andere Körner wählen, verbessern Sie möglicherweise Ihre Fähigkeit, Fett um bis zu 30 Prozent zu verbrennen.

Der Verzehr von ballaststoffreicheren Lebensmitteln korreliert mit niedrigerem Appetit, höheren Energieniveaus und verringerter Gewichtszunahme im Laufe der Zeit.

➢ **Joghurt** - Viele Diätetiker und Sportler lieben Joghurt für seine fettarmen Proteine und Vielseitigkeit, aber dieses einfache Essen kann eine ganze Menge mehr bieten. Es enthält viel Kalzium, was wichtig ist, um den Stoffwechsel hoch zu halten. Viele Frauen haben überraschend niedrige Kalziumspiegel, was zu einem Ungleichgewicht und einem trägen System führen kann. Bekämpfen Sie dieses Problem, indem Sie regelmäßig Joghurt konsumieren.

Lebensmittel die Sie vermeiden sollten

- **<u>Süßigkeiten und Desserts</u>** - Während eine gelegentliche süße Festlichkeit in Ordnung ist, kann der regelmäßige Verzehr von Süßigkeiten, Kuchen und ähnlichen Lebensmitteln Ihren Körper träge machen und Ihren Stoffwechsel verlangsamen. Das liegt daran, dass die hohen Zuckerwerte in diesen Nahrungsmitteln dazu führen, dass Ihr Blutzucker ansteigt, gefolgt von einer schnellen Absorption der Energie in Ihr System. Der Verdauungsprozess stoppt relativ schnell und der Stoffwechsel verlangsamt sich. Wenn Sie Süßigkeiten lieben, probieren Sie frische ganze Früchte und andere natürliche Desserts, die viel Ballaststoffe enthalten. Sie werden Ihnen helfen, sich satt zu fühlen und den Stoffwechsel am Laufen zu halten.

- **<u>Konventionelles Obst und Gemüse</u>** - Es ist wahr, dass nicht jeder es sich leisten kann, nur Bio-Produkte zu kaufen, aber neuere Beweise deuten darauf hin, dass Sie das tun sollten, wann immer es möglich ist. Eine kanadische Studie zeigte, dass Chemikalien wie Pestizide, die in herkömmlichen Produkten vorkommen, den Fettverbrennungsprozess verlangsamen und einen trägen Stoffwechsel verursachen können. Wenn Sie sich keine rein biologischen Lebensmittel leisten können, konzentrieren Sie sich auf die Lebensmittel mit der höchsten Pestizidbelastung. Dazu gehören

Äpfel, Sellerie, Paprika, die meisten Beeren, Pfirsiche, Blattgemüse, Gurken und Kartoffeln. Wenn Sie keine pestizidfreien Produkte erhalten, waschen Sie Ihre herkömmlichen Lebensmittel gründlich und schälen Sie sie vor dem Essen.

➢ **<u>Vollfett Milchprodukte</u>** - Während es gut schmecken kann, können fetthaltige Milch und andere Milchprodukte Ihren Stoffwechsel über einen langen Zeitraum verlangsamen. Das liegt daran, dass Lebensmittel, die einen höheren Fettanteil enthalten, dazu neigen, sich langsamer durch das Verdauungssystem zu bewegen. Während Vollmilch den Stoffwechsel nicht aufhält, kann es auf lange Sicht zu einer Müdigkeit führen.

➢ **<u>Fast und Snack Foods</u>** - Diese Bequemlichkeitsoptionen sind verlockend, wenn Sie in Eile oder zu müde sind, etwas frisch vorzubereiten, aber sie sind als die Schuldigen hinter erhöhter Fettleibigkeit in den Ländern auf der ganzen Erde entlarvt worden. Denn die meisten Convenience- und Fastfood-Optionen sind stark verarbeitet, voller Zucker und einfachen Kohlenhydrate und extrem fetthaltig. Sie enthalten auch mehr Kalorien pro Gramm als das gleiche zu Hause zubereitete Essen, was sie zu einer gefährlichen Option macht, wenn man sie regelmäßig isst. Die erhöhte Kalorienbelastung durch das regelmäßige Essen von Fastfood könnte dazu führen, dass Sie einen größeren Fettanteil aufbringen und Ihren Stoffwechsel im Laufe der Zeit verlangsamen.

> **<u>Verarbeitete Kohlenhydrate</u>** - Während Vollkornprodukte und andere Kohlenhydrate, die durch Ballaststoffe abgeschwächt werden, für Ihren Stoffwechsel sehr vorteilhaft sein können, sind ihre schwer verarbeiteten Vettern dafür bekannt, Probleme zu verursachen. Dazu gehören Weißbrot, verarbeitete Zucker, Maissirup mit hohem Fructosegehalt und ähnliche Substanzen. Da diese in einer breiten Palette von Lebensmitteln zu finden sind, müssen Sie Etiketten sorgfältig lesen, um sie zu vermeiden.

> **<u>Gesüßte Getränke</u>** - Ob Soda, mit Zucker oder Honig gesüßter Tee, kalorienfreie Getränke oder auch Fruchtsaft, ein süßes Getränk sollte ein besonderer Genuss sein. Das liegt daran, dass es leicht ist, viele hochreine Kohlenhydrate auf einmal aufzunehmen, wenn Sie sie in flüssiger Form verzehren. Es wurde gezeigt, dass fast alle kalorienhaltigen Süßstoffe zu einer langsameren metabolischen Wirkung beitragen, und nicht-kalorische künstliche Süßstoffe können eine ähnliche Wirkung haben. Trinken Sie diese Getränke nur selten oder direkt nach einem anstrengenden Training, wenn der Körper den Treibstoff schnell benötigt. Ansonsten versuchen Sie Wasser, ungesüßten Tee oder Kräutertees.

Was und Wann essen?

Es geht nicht nur um "gute" Lebensmittel und "schlechte" Lebensmittel. Sie müssen auch darauf achten, wie oft Sie essen und welche Lebensmittel Sie zu einem bestimmten Zeitpunkt wählen.

Zum Beispiel haben Studien wiederholt gezeigt, dass das Essen einer kleinen Menge alle drei bis vier Stunden viel besser für Ihren Stoffwechsel ist, als große Mahlzeiten weniger häufig einzunehmen. Diese Technik hilft, den Stoffwechsel in Gang zu halten und ermöglicht es Ihnen, im Laufe des Tages mehr Kalorien zu verbrennen, während Sie zu einem bestimmten Zeitpunkt weniger verbrauchen.

Genug Energie bekommen

Sie müssen auch sicherstellen, dass Sie die richtige Kalorienzufuhr für Ihr Körpergewicht und aktuelle Stoffwechselgeschwindigkeit beibehalten.
Crash-Diäten von 1.000 Kalorien oder weniger pro Tag, machen den Anschein, als würden sie helfen, das Gewicht zu schmelzen, doch das einzige, was sie wirklich stürzen, ist Ihr Stoffwechsel.

Das Essen von sehr geringen Mengen an Nahrung, insbesondere in Kombination mit Inaktivität, führt zu einem massiven Muskelabbau und einer entsprechenden Abnahme des Metabolismus. Wenn Sie dann die Diät abbrechen, werden Sie wieder Ihr Gewicht zurückbekommen, weil Sie die Energie, die Sie einnehmen, nicht verbrennen können.

Erhöhen Sie Ihre Fitness

Sogar die Art und Weise, wie Sie in Bezug auf Ihr Training essen, kann einen großen Einfluss auf Ihren Stoffwechsel haben. In einer Studie verloren Menschen, die direkt nach dem Krafttraining ein protein- und Kohlenhydratreiches Getränk zu sich nahmen, mehr Fett und bauten mehr Muskeln auf als Menschen, die nichts konsumierten.

Dies funktioniert am besten, wenn Sie Ihren Snack innerhalb von 30 Minuten nach dem Training konsumieren und sicherstellen, dass er sowohl Protein als auch Kohlenhydrate enthält. Eine Banane mit Erdnussbutter funktioniert sehr gut, aber Sie können alles auswählen, was gesund ist und die richtige Balance von Makronährstoffen bietet.

Einen guten Start bekommen

Es ist leicht, morgens dazu verleitet zu werden, das Frühstück zu überspringen, wenn Sie Kalorien abbauen, besonders, wenn Sie auch einen hektischen Zeitplan haben. Dieses verpasste Essen könnte jedoch für Ihren Stoffwechsel eine Katastrophe bedeuten. Wenn Sie ein reichhaltiges Frühstück zu sich nehmen, kann Ihr Körper richtig beginnen. Es erhöht auch Ihre Problemlösungsfähigkeiten und hilft Ihnen, genügend Energie für den kommenden Tag zu haben. Menschen, die Frühstück konsumieren, neigen dazu, weniger zu Mittag und zu Abend zu essen. Dies führt insgesamt zu einem höheren Kalorienverbrauch, was es leichter macht, Gewicht zu verlieren.

KAPITEL 5- LIFESTYLE-ÄNDERUNGEN, UM IHREN METABOLISMUS ZU STEIGERN

Diät ist nicht der einzige Weg, um Ihren Stoffwechsel zu verbessern, obwohl das Essen der richtigen Lebensmittel zur richtigen Zeit definitiv eine große Hilfe sein kann. Sie müssen auch intelligente Lifestyle-Entscheidungen treffen, um Ihnen zu helfen, mehr Kalorien verbrennende Muskeln aufzubauen und weniger Fett zu halten.

Indem Sie Schritte unternehmen, um Ihre allgemeine Gesundheit zu schützen, fördern Sie möglicherweise Ihren Metabolismus und helfen Ihnen, Gewicht zu verlieren.

Bewegung

Regelmäßige Bewegung ist eines der wichtigsten Dinge, die Sie tun können, um Ihren Stoffwechsel zu beschleunigen. Jede Art von Übung zählt, vom leichten Gehen über Krafttraining bis hin zu kräftiger aerober Aktivität. Sie können jedoch bessere Ergebnisse erzielen, wenn Sie Ihr Training optimieren. Herz-Kreislauf-Übungen wie Joggen, Radfahren und Aerobic steigern die Stoffwechselrate im Laufe der Zeit. Eine Studie von 10 Männern zwischen 22 und 33 Jahren zeigte, dass intensives Radfahren für nur 45 Minuten den Stoffwechsel der Probanden für 14 Stunden nach Beendigung der Übung erhöht. Diese Menschen verbrannten fast 40 Prozent der Kalorien, die sie während des Trainings verbraucht hatten.

Das bedeutet, dass die Beendigung Ihres Trainings mit einer Periode intensiven Cardio-Trainings genau das ist, was Sie brauchen, um die Dinge am Laufen zu halten. Eine Überforderung der Cardio-Arbeit kann sich auf lange Sicht jedoch nachteilig auswirken. Das liegt daran, dass diese Art der Kalorienverbrennung nicht zwischen Fett- und Muskelgewebe unterscheidet.

Wenn Sie sich hauptsächlich auf Aerobic-Übungen konzentrieren und sich nicht die Zeit nehmen, Ihre Muskeln aufzubauen, riskieren Sie, Ihren Stoffwechsel zu senken anstatt ihn zu erhöhen. Versuchen Sie mindestens ein wenig Widerstandstraining, wenn Sie die Fähigkeit Ihres Körpers, Energie zu nutzen, optimal nutzen möchten. Die meisten Menschen, einschließlich der Frauen, müssen sich nicht darum kümmern, zu viel Masse aufzubauen. Bodybuilder und andere sehr muskulöse Athleten müssen hart arbeiten, um ihre Muskelmasse zu schaffen; es ist fast unmöglich, es versehentlich zu tun. Die beste Option für die meisten Menschen ist ein kurzes Krafttraining gefolgt von einem aeroben Training.

Intervall-Training, das aus kurzen abwechselnden Perioden von Widerstand und aerobem Training besteht, ist eine weitere sinnvolle Option, um Ihren Stoffwechsel zu steigern. Bleib beim langsamen Heben, denn es erhöht deine Kraft im Laufe der Zeit um etwa 50 Prozent. Wenn es um das Cardio geht, versuchen Sie abwechselnd hochintensives Training mit Phasen geringerer Intensität. Dies funktioniert sehr gut, wenn Sie mit der schwierigeren Übung beginnen, gefolgt von einem langsameren, einfacheren Training.

Giftstoffe vermeiden

Es ist auch wichtig, die Exposition gegenüber giftigen Substanzen in Ihrer Umgebung zu vermeiden. Neben den Pestiziden und anderen Chemikalien, die oft in Lebensmitteln vorkommen, gibt es viele Verbindungen, die den Stoffwechsel negativ beeinflussen können.

Zum Beispiel, während das Rauchen einen kurzfristigen metabolischen Schub bietet, nach dem Journal of Applied Physiology, seine langfristigen Auswirkungen auf Ihre Fähigkeit zu trainieren machen es mit der Zeit schädlich. Alkohol und Umweltgifte können auch den Stoffwechsel verlangsamen. Um die Dinge zu beschleunigen, müssen Sie versuchen, so sauber und giftfrei wie möglich zu leben.

Gute Gesundheit Gewohnheiten

Viele Gewohnheiten, die mit guter Gesundheit im Allgemeinen korreliert sind, sind auch gut für einen aktiven und effektiven Stoffwechsel. Zum Beispiel, wenn Sie viel Stress in Ihrem täglichen Leben erfahren, werden Sie wahrscheinlich Ihren Stoffwechsel verlangsamen. Das ist so, weil ein Hormon namens Cortisol Sie dazu anspornt, zu viele Nahrungsmittel zu essen, die Sie am ehesten dicker und träger machen. Durch die Reduzierung des Cortisols in Ihrem System können Sie gesündere Gewohnheiten leicht fördern, wodurch es einfacher wird, Gewicht zu verlieren.

Schlaf ist auch ein großer Faktor. Es ist einfach, sich darauf zu beschränken, wenn Sie früh am Arbeitsplatz arbeiten müssen, oder wenn Sie spät wach bleiben, aber zu wenig Schlaf wird mit einer erhöhten Gewichtszunahme und einem viel langsameren Stoffwechsel in Verbindung gebracht. Menschen, die nicht genug Schlaf bekommen, haben gezeigt, dass sie Kohlenhydrate langsamer und weniger effektiv verarbeiten. Ihr Blutzuckerspiegel steigt und mehr Energie aus der Nahrung wird als Fett gespeichert. Zu allem Überfluss sehnen Sie sich wahrscheinlich noch mehr nach Kohlenhydraten, wenn Sie nicht genug Schlaf bekommen. Das Ergebnis ist ein Rückgang der Stoffwechselrate und eine Zunahme der Fettleibigkeit bei Schichtarbeitern, Menschen mit Schlaflosigkeit und anderen Gruppen, die nicht genug Schlaf bekommen. Bestimmen Sie, wie viel Schlaf Sie sich gönnen und am Morgen wie ausgeruht Sie sich fühlen und stellen Sie sicher, dass Sie es bekommen. Zwischen 7 und 9 Stunden ist für die meisten Menschen angemessen.

Last but not least stellen Sie sicher, dass Sie regelmäßig eine Gesundheitsuntersuchung erhalten. Viele Medikamente und einige gesundheitliche Probleme können Probleme mit Ihrem Stoffwechsel verursachen. Das liegt daran, dass sie die Hormone Ihres Körpers beeinflussen, was zu erhöhtem Verlangen nach unangemessenen Nahrungsmitteln oder zu größeren Schwierigkeiten bei der Verarbeitung der Nahrungsmittel führt, die Sie essen.

Das führt zu Gewichtszunahme, Müdigkeit und einer Reihe anderer Probleme. Indem Sie diese Probleme behandeln oder Ihre Medikamente ändern, können Sie Ihren trägen Stoffwechsel wieder auf die Spur und viel näher an den Normalzustand bringen. Sie werden überrascht sein, wie viel besser Sie sich fühlen.

KAPITEL 6- VERFOLGEN SIE IHREN FORTSCHRITT

Weil jeder einzelne Mensch so anders ist, gibt es keinen verlässlichen Weg, den Stoffwechsel zu steigern. Während eine gute Ernährung und viel Bewegung viel tun kann, um Sie gesünder zu machen und Ihre metabolische Rate zu erhöhen, ist es schwer zu wissen, wie viel von einem Anstieg Sie sehen werden.

Der Prozess funktioniert auch bei verschiedenen Leuten mit unterschiedlichen Raten. Aus diesem Grund ist es wichtig, den Überblick über Ihr Gewicht, Ihre Ernährung und Ihren Trainingsplan zu behalten. Durch die Analyse dieser Informationen können Sie feststellen, ob Ihre Bemühungen erfolgreich sind.
Dies macht es auch möglich, Ihre Gewohnheiten zu ändern, um das Beste aus Ihrem Stoffwechsel herauszuholen, wenn die Dinge nicht so gut laufen, wie Sie es vorziehen.

Ist Ihr Stoffwechselkontrollprogramm wirksam?

Da die Kontrolle Ihres Stoffwechsels bestenfalls eine ungenaue Wissenschaft ist, kann es schwierig sein, festzustellen, ob Ihre Bemühungen erfolgreich waren oder nicht. Der Schlüssel ist, genaue Aufzeichnungen zu führen.

Wenn Sie genau wissen, wie viel Sie essen, und Sie Ihr Gewicht regelmäßig messen, können Sie sagen, wie viel Energie Ihr Körper benötigt. Andere Indikatoren, wie beispielsweise Ihr Körperfettanteil und die Taillen- und Hüftweite, können ebenfalls hilfreich sein. Das Nachverfolgen dieser Informationen kann schwierig sein, aber es ist wichtig, wenn Sie wissen wollen, ob Sie das Richtige für Ihren Stoffwechsel tun.

Was und wie messen?

Tägliche Messungen liefern die besten Ergebnisse, wenn Sie wissen, wie man sie analysiert. Den Überblick über Ihre physischen Indikatoren zu behalten, wird einfacher, wenn Sie sich bei einer Website anmelden oder eine App verwenden, mit der Sie ganz einfach die Nahrungsmittel eingeben können, die Sie essen, wie viel Sie wiegen und wie Sie sich fühlen.

Einige großartige Optionen sind http://www.sparkpeople.com und http://www.fitday.com, sowie Apps wie MyFitnessPal und Lose It! für iPhone und andere Smartphones. Sobald Sie diese Informationen erfasst haben, können Sie sich den Gesamtdurchschnitt für Ihr Gewicht und Ihre Kalorienzufuhr ansehen, um herauszufinden, wie viel Energie Sie tatsächlich verbrauchen und wie viel Ihr Körper braucht. Wenn das Gewicht nach unten tendiert, während Ihre Kalorienzufuhr gleichbleibt, waren Ihre Anstrengungen zur Steigerung Ihres Stoffwechsels erfolgreich.

Es ist jedoch wichtig, sich nicht auf einen Tag zu konzentrieren. Schließlich könnte das Essen von 3.000 Kalorien an einem Tag alarmierend sein, aber es ist kein Problem, wenn Sie an diesem Tag auch sehr aktiv sind oder wenn Sie am Vortag einfach nicht viel konsumiert haben. Gleiches gilt für das Gewicht. Die Nahrung, die Sie zu sich nehmen, und die Menge an Wasser, die Sie zu sich nehmen, können Ihr Gewicht sogar über Nacht um mehrere Pfund schwanken lassen. Daher ist das Gewicht eines einzigen Tages kein zuverlässiger Indikator für den Erfolg Ihres Plans.

Sie können die Ungenauigkeit reduzieren, indem Sie einige spezifische Strategien zum Messen Ihrer Informationen verwenden. Zum Beispiel ist es eine gute Idee, Ihr Gewicht unter den gleichen Bedingungen jedes Mal zu überprüfen. Viele Leute machen es morgens, bevor sie frühstücken oder duschen. Andere wählen einen Tag pro Woche zur Gewichtsmessung. Egal, was Sie tun, versuchen Sie sich an die gleiche Kleidung und die gleichen Bedingungen zu halten. Die Art und Weise, wie Sie Ihr Essen verfolgen, kann sich auch stark auf Ihre Genauigkeit auswirken.

Während alle Kalorienzahlen Schätzungen sind, können Sie normalerweise eine bessere Zählung erhalten, indem Sie Ihr Essen mit einer Grammskala wiegen, anstatt nach Volumen zu verfolgen. Es kann schwierig sein, genau zu sagen, wie viel geriebener Käse passt in eine Standard-Viertel-Tasse, aber 28 Gramm Käse ist die gleiche Menge, unabhängig davon, wie fest Sie es packen. Während die Nahrungsaufnahme beim ersten Start schwierig sein kann, wird es bald zur zweiten Natur. Außerdem werden Sie viel mehr über sich selbst lernen.

Andere Messungen vornehmen

Wenn Sie sich dazu entschließen, andere Informationen über Ihren Körper im Auge zu behalten, z. B. wie viel Sie trainieren, wie viel Sie körperlich messen oder wie hoch Ihr Energielevel ist, können Sie unter den gleichen kontrollierten Bedingungen fundierte Entscheidungen über Ihren Stoffwechsel treffen.
Zum Beispiel, wenn Sie Ihre Taille regelmäßig messen, ist es wichtig, dass Sie das Band jedes Mal auf genau die gleiche Dichtheit ziehen und messen Sie an der gleichen Stelle an Ihrem Körper.

Wenn Sie Ihre Technik etwas ändern, könnten Sie vermuten, dass Sie Fett verloren oder zugenommen haben, wenn sich nichts geändert hat. Wenn Sie eine Körperfettwaage oder ein ähnliches Gerät verwenden, um den Fett- oder Magermasseanteil im Auge zu behalten, stellen Sie sicher, dass Sie gut hydriert sind. Diese Geräte senden einen schwachen elektrischen Impuls durch Ihren Körper und messen, wie schnell er sich durch das Gewebe bewegt.

Viele Faktoren, wie die Wassermenge in Ihrem Körper, Ihr aktuelles Aktivitätsniveau und sogar wie viel Sie gegessen haben, können die resultierende Anzahl beeinflussen. Genau wie wenn Sie eine konventionelle Waage verwenden, um Ihr Gewicht zu messen, ist es wichtig zu versuchen, die Bedingungen bei der Verfolgung Ihres Körperfetts konsistent zu halten.

Indem Sie sicherstellen, dass Sie genaue Messwerte erhalten, werden Sie leichter Ihre Stoffwechselprobleme identifizieren können.

Wenn sich Ihr Gewicht aufgrund des reduzierten Energiebedarfs erhöht, können Sie Ihre Ernährung verbessern oder die Belastung erhöhen, um das auszugleichen. Wenn Ihr Gewicht zu schnell sinkt, können Sie die Dinge entsprechend anpassen. Wenn Sie daran arbeiten, Ihren Stoffwechsel zu kontrollieren, ist Information das Wichtigste, was Sie haben können.

KAPITEL 7 - METABOLISCHE KONTROLLE IST NICHT EINFACH

Ihren Stoffwechsel zu verbessern und Informationen über Ihren Körper zu sammeln, sind nicht die einzigen Dinge, die Sie brauchen, wenn Sie abnehmen und insgesamt gesünder sein wollen. Sie müssen auch Strategien entwickeln, die Ihnen helfen, die Versuchung zu bekämpfen und mit all dem sozialen Druck fertig zu werden, schlecht zu essen. Ohne diese Werkzeuge wird es zu leicht, Ihren Plan aufzugeben und Ihren Stoffwechsel völlig außer Kontrolle zu bringen. Das Ergebnis ist Muskelverlust, erhöhte Gewichtszunahme und ein höheres Risiko für viele Krankheiten. Zum Glück, wenn Sie auf solche Situationen vorbereitet sind, wird es viel einfacher, auf dem richtigen Weg zu bleiben.

Am Ende dieses Buches werde ich Ihnen ein paar Bücher empfehlen die Ihnen helfen Ihren Hunger unter Kontrolle zu bringen. Einer meiner Favoriten ist, „Zuckerfrei leben" und „Meditation". Beide Themen sind sehr wichtig für Ihren Erfolg aber dazu später mehr.

Wenn Sie der Heißhunger überwältig

Vermeiden Sie verarbeitete Lebensmittel und süße Leckereien, wenn Sie Ihren Stoffwechsel verbessern wollen, aber es ist leichter gesagt als getan. Vor allem zu Beginn Ihrer Änderung des Lebensstils, werden Sie sich möglicherweise nach Chips, Süßigkeiten oder anderen Lieblingsspeisen sehnen. Diese Gelüste einfach zu leugnen kann schwierig sein. In einigen Fällen kann es sogar die Situation verschlimmern, was dazu führt, dass Sie plötzlich einen "verbotenen" Imbiss zu sich nehmen.

Anstatt nur zu versuchen, Ihr Verlangen nach unangemessenen Nahrungsmitteln zu ignorieren, nehmen Sie sich etwas Zeit, um sie zu analysieren. In den meisten Fällen sind Heißhunger Attacken nicht für ein bestimmtes Essen, sondern für einen Bestandteil davon. Das bedeutet, dass ein Verlangen nach salzigen Chips etwas sein kann, das Sie stillen können, indem Sie einige Nüsse essen, die reich an Proteine sind und Herz-gesunde Öle enthalten. Ein Verlangen nach Gebäck könnte tatsächlich einen Bedarf an Kohlenhydraten und Fett sein.

Versuchen Sie, eine sehr kleine Menge dunkler Schokolade oder etwas Obst mit ungesüßten Granola anstelle von weniger gesunden Optionen zu verwenden. Ihr Verlangen hat nicht unbedingt viel mit Essen zu tun. Viele Menschen finden, dass sie automatisch essen, wenn sie gelangweilt oder tröstlich sind, wenn sie traurig oder deprimiert sind.

Das bedeutet, dass Sie in der Lage sein können, einen frischen Spaziergang oder ein neues Buch für den Schokoladeneisbecher oder eine Schachtel Cracker zu ersetzen. Behandeln Sie das Verlangen, indem Sie Ihren Körper und seine Bedürfnisse verstehen, und Sie werden es leichter haben, sie zu befriedigen, ohne Ihre guten Gewohnheiten zu brechen.

Umgang mit sozialen Anlässen und Ferien

Eine weitere Hürde für viele Menschen, die ihren Stoffwechsel kontrollieren wollen, ist das soziale Essen. In den meisten Kulturen ist Essen mehr als nur eine Möglichkeit, den Körper zu tanken. So interagieren Sie auch mit Freunden, Familienmitgliedern und Kollegen. Das bedeutet, dass es schwierig sein kann, einen Brownie im Büro abzulehnen oder einen Teller mit Kartoffelbrei umzudrehen. Viele Leute sehen nichts falsch daran, Sie zu drängen, "nur noch eine weitere" zu nehmen.

Manche mögen sogar beleidigt sein und Ihr Interesse an gesunder Ernährung als Ablehnung ihrer Gaben wahrnehmen. Der Umgang mit solchen Situationen kann schwierig sein, aber es ist nicht unmöglich. Der erste Schritt besteht darin, das emotionale Gewicht zu verstehen, das viele Menschen aufessen. Die zweite besteht darin, bereit zu sein, Ihren Boden zu behaupten. Es ist in Ordnung, unpassende Nahrungsmittel bei gesellschaftlichen Anlässen abzulehnen; seien Sie einfach höflich. Es kann helfen, wenn Sie einen gesünderen Snack mitbringen, um ihn zu teilen.

Für wichtige Feiertage und andere Veranstaltungen können Sie sich auch ein wenig verwöhnen lassen. Tun Sie es nur vorsichtig und achten Sie darauf, dass Sie frisches Gemüse, mageres Fleisch und Obst haben, bevor Sie das Stück Kuchen probieren.

Identifizieren Sie Ihre Prioritäten

Wenn Versuchungen aufkommen, sei es in Form Ihres Lieblingssnacks oder eines Verwandten, der Sie dazu zwingt, ihr neues Rezept auszuprobieren, ist es wichtig, sich zu erinnern, was wichtig ist. Wenn Sie sich wirklich dafür engagieren, Ihren Stoffwechsel zu beschleunigen und Ihr Gewicht zu reduzieren, müssen Sie das zuerst tun.

Erinnern Sie sich an Ihre Ziele und den besten Weg, sie zu erreichen. Wenn nötig, lenken Sie sich mit einem Gespräch ab oder entfernen Sie das verlockende Essen aus Ihrer unmittelbaren Umgebung. Mit der Zeit wird es einfacher und leichter, Nein zu diesen Gelüsten zu sagen. Sie können feststellen, dass die ungesunden Lebensmittel, die Sie einmal geliebt haben, nicht mehr wirklich ansprechen. Am Anfang mag die Kontrolle des Stoffwechsels schwierig sein, aber gute Gewohnheiten können den Prozess auf lange Sicht vereinfachen.

KAPITEL 8 – BEISPIELE FÜR DAS TÄGLICHE LEBEN

Es ist einfach, über Essen und gesunde Lebensgewohnheiten zu sprechen, aber wie funktioniert es auf einer täglichen Basis?

Die meisten Menschen benötigen ein paar anschauliche Beispiele, um zu verstehen, wie ein Stoffwechsel-steigernder Lebensstil wirklich aussieht. Hier sind ein paar Fälle und Situationen, die Ihnen helfen können, ein klareres Bild zu haben.

Die Mahlzeit-Wahl

Nur zu wissen, welche Lebensmittel am besten sind und welche am schlechtesten sind, um den Stoffwechsel anzukurbeln, reichen möglicherweise nicht aus, um Ihnen beim Aufbau einer Mahlzeit zu helfen. Diese Beispiele bieten eine grundlegende Struktur, die Sie für Ihre eigenen Bedürfnisse verändern und aufbauen können.

Frühstück: Vollkorntoast mit natürlicher Erdnussbutter, ungesüßtes Müsli mit 1 Tasse frischen Erdbeeren, Naturjoghurt, Kaffee mit fettarmer Milch.
Mid-Morning Snack: Müsliriegel, große Banane oder fettarme Vollkorncracker.
Mittagessen: Gartensalat mit gebratener Hühnerbrust, Jalapeno-Paprika und scharfem Senf-Dressing, grüner Tee.
Nachmittagssnack: Mandeln, ein Apfel oder eine Birne, kaltes Wasser. Vegetarische Paprika der schwarzen Bohne und der Süßkartoffel, Vollkornmaistortillas, fettarme Sauerrahm, kaltes Wasser.

Essen gehen

Es ist relativ einfach, eine gesunde, den Stoffwechsel steigernde Mahlzeiten zu Hause zu machen, da Sie die Zutaten und die Zubereitung kontrollieren können. Wie halten Sie das aufrecht, wenn Sie essen gehen müssen? Sie müssen einige Kompromisse eingehen, aber sogar Fast-Food-Restaurants bieten einige Optionen.

Familienrestaurant oder Diner

Vermeiden Sie die frittierten Speisen, Burger und kohlenhydratreiche Desserts zu Gunsten eines Salat mit Ihren Lieblings-gedünstetem Fisch oder gegrilltem Hähnchen. Fragen Sie nach dem Dressing an der Seite, um nur so viel wie Sie brauchen, oder Essig, ein Stoffwechsel-erhöhendes Essen mit viel Geschmack, stattdessen. Ersetzen Sie Pommes Frites und Zwiebelringe mit einer Seite von frischem Obst.

Cafe

Das Café mag wie ein gesunder Ort erscheinen, um ein leichtes Sandwich und eine Suppe zu bekommen, aber Sie müssen nach versteckten Kalorien und unerwünschten Zutaten Ausschau halten. Wählen Sie eine leichte Gemüsesuppe oder einen Salat über cremige, reichhaltige Mixturen. Verlangen Sie Gewürze auf der Seite und wählen Sie ein Vollkornbrot, wann immer es verfügbar ist. Wenn Sie einen Kaffee oder Tee bekommen, bleiben Sie bei den einfachen Optionen, anstatt einen Mokka oder ein anderes zuckerhaltiges Getränk zu wählen.

Fast Food

Der Druck von Gesundheitsgruppen hat dazu geführt, dass viele Fast-Food-Ketten ihrer Speisekarte ein paar gesündere Optionen hinzufügen. Sie können vielleicht ein leichtes Sub ohne Mayonnaise und viel frisches Gemüse wählen. Verlangen Sie in einem Burger-Pommes-Restaurant gegrilltes Hähnchen oder ein anderes nicht gebratenes Essen. Vermeiden Sie Pommes Frites und süße Desserts zugunsten der Seiten von Obst oder Gemüse, die an einigen Standorten verfügbar sind. Wann immer es möglich ist, wählen Sie ein Restaurant, das Ernährungsinformationen zur Verfügung stellt, damit Sie Ihre Kalorien zählen können.

Denken Sie daran: Sie müssen nicht in jeder Situation perfekt sein. Es ist die Gesamtauswahl, die Sie treffen, die am meisten Ihren Metabolismus beeinflussen wird.

FAZIT

Änderungen an Ihrem Stoffwechsel könnte möglicherweise zunächst schwierig oder unmöglich erscheinen, aber es kann getan werden. Man muss sich nur objektiv und wissenschaftlich annähern. Seien Sie geduldig und seien Sie bereit, Änderungen am Lebensstil vorzunehmen, um die allgemeine Gesundheit zu verbessern, und Sie werden bald sehen, wie Sie Muskeln aufbauen, Fett verlieren und sich viel energetischer fühlen. Beginnen Sie langsam, aber bleiben Sie dabei, wenn Sie Ihr Leben wirklich verändern wollen, um Ihren Stoffwechsel zu kontrollieren.

Die genaue Methode wird für jede Person unterschiedlich sein, aber es ist möglich, metabolische Ungleichgewichte zu korrigieren und Ihr Leben wieder auf Kurs zu bringen. Selbst wenn Sie älter werden oder an einem Zustand leiden, der dazu führt, dass Ihr Körper weniger Energie verbraucht, haben Sie die Macht, Dinge zu verändern. Beginnen Sie mit ein paar kleinen Änderungen in Ihren Gewohnheiten.

Vermeiden Sie den Stoffwechsel verlangsamende Lebensmittel, wählen Sie gesündere Optionen und erhalten Sie die Übung, die Ihr Körper braucht, um Qualität Muskel aufzubauen. Steigerung des Stoffwechsels und Gewicht zu verlieren sind wirklich alle Teil des Aufbaus eines neuen Selbst. Sie werden glücklicher, gesünder und zufriedener mit sich selbst sein.

Obwohl es wahr ist, dass nichts davon über Nacht passieren wird, können Sie tatsächlich überrascht sein, wie groß der Unterschied ist, den Sie sehen werden. Es ist möglich, den Stoffwechsel zu steigern und gesünder zu werden. Alles, was Sie brauchen, ist die Willenskraft, die richtigen Veränderungen in Ihrem Leben zu bewirken.

Meine Buch Empfehlungen:

Nun folgen meine Buch Empfehlungen für Sie. Sie wären
gute beraten damit sich diese Bücher auch zu beschaffen.
Sie müssen sich nur überlegen, was Sie wirklich wollen!
Wollen Sie ein Glückliches, Erfolgreichen und vor allem ein
zufriedenes Leben? Mit dem Kauf dieser Bücher
investieren Sie in Ihre Zukunft und stellen sicher, dass
länger leben werden. Es ist ein kleiner Preis,
den Sie bezahlen für ein Gesundes und Glückliches
Leben. Jedes dieser Bücher bauen auf sich auf und sind
direkt miteinander verbunden. Sie können nicht erwarten
nur ein Faktor zu beachten, um erfolgreich zu sein.

Meistens sind es mehrere Faktoren, die alle stimmen
müssen, um erfolgreich zu werden. Sie können jetzt
natürlich es nur bei diesem Buch belassen aber
kann Ihnen Garantieren, das Sie Ihren Erfolg verdreifachen
werden, wenn Sie sich auch das Wissen dieser Bücher
aneignen. Das zweite Buch:
„Fett verbrennen am Bauch & Intervallfasten & Ketogene
Ernährung Rezepte" ist eines meiner Bücher. Es ist
sozusagen der erste Teil zu diesem Buch. Zudem ist ein
3IN1 Buch was bedeutet, dass 3 Bücher in einem haben.

Wenn Sie dieses Buch in irgendeiner Weise nützlich
fanden, wird eine Rezension auf Amazon immer geschätzt!
Gehen Sie dazu auf Amazon.
Ich danke Ihnen, dass Sie sich die Zeit genommen mein
Buch zu lesen und wünsche Ihnen viel Erfolg

<u>Ihr John Dexter – Health & Fitness Experts</u>

Meditation für Anfänger: *Meditation lernen und erfolgreich werden, die Angst bewältigen, Stress abbauen, Innere Ruhe und Gelassenheit erleben* - **William Wood**

Link zum Buch: https://goo.gl/RE91od

Fett verbrennen am Bauch & Intervallfasten & Ketogene Ernährung Rezepte: *31 Tipps zum schnell abnehmen - Die Ultimative Diät Kombi aus 3 Welten - Ergebnisse bereits nach 7 Tagen sichtbar - 3IN1 – **Health & Fitness Experts**

Link zum Buch: https://goo.gl/WYspfF

Erfolgreich werden mit Positiven Denken: *Wie sie glücklich werden und eine Depression überwinden - Wie Sie Erfolg und Glück in Ihr Leben bringen: Ich lebe mein Traumleben, Du kannst das auch!* - **William Wood**

Link zum Buch: https://goo.gl/NkT6UJ

Zuckerfrei leben & Zuckersucht beenden & Zuckerfreie Ernährung Rezepte: *Abnehmen ohne Diät und gesund leben ohne Zucker durch Zucker Entgiftung - Bonusbuch: 2 in 1 Rezepte/Pläne – **James Wilson**
Link zum Buch: https://goo.gl/Nkue3m

Für mehr Rezepte für die Ketogene Diät:

Ketogene Ernährung: *Rezepte für die Diät zum Abnehmen - Low Carb Kochbuch für einen Instant Pot - 55 Neue gesunde Rezepte für einen Schnellkochtopf* **– Cathrine Brahms**

Link zum Buch: https://goo.gl/r6NhLq

Detox Täglich - 30 Smoothies zum Entschlacken und Entgiften

Einführung: Gesund essen und Ihren Lebensstil verändern

Ich möchte Ihnen danken und Ihnen zum Download und möchte Ihnen gratulieren. Sie bekommen von mit einfache Rezepte, die Ihren Körper reinigen und entgiften werden! Wenn sie mit anderen Menschen sprechen und erwähnen, dass sie "gesund essen", treibt normalerweise Ihr Gehirn dazu, in Stress-Modus zu gehen. Nur der Gedanke, Ihre Portionen zu halbieren, Kalorien zu sparen und ein Diät-Programm zu machen, löst sofort Ihre Angst aus.

Plötzlich wird der Gedanke, fit und gesund zu werden, eher lästig als ein Ziel. Dieses Buch enthält bewährte Schritte und Strategien, wie man ein wirklich gesund und voller Energie sein kann. Detox Täglich enthält 30 köstliche Smoothies, die Ihnen garantiert helfen, Gewicht zu verlieren, Ihr Inneres zu reinigen und Ihren Energielevel hoch zu halten, während Sie Ihren Magen satt und zufrieden stellen.

Es gibt Tausende von Diät-Programmen, Bücher und Ergänzungen, die alle behaupten, die magische Formel zu sein, die Ihnen garantiert hilft, 20, 30, sogar 50 Pfund zu verlieren. Die wahre Magie liegt jedoch in Bio-Lebensmitteln und sauberen Essgewohnheiten. Gemüse, das aus dem Boden wächst, Früchte, die von Bäumen geerntet werden, und Fleisch, das keine GVO enthält, sind die einzigen Zutaten, die Sie brauchen, um Gewicht zu verlieren und ein gesünderes Leben zu führen. 70 Prozent der Gewichtsabnahme ist abhängig von Ihrer Ernährung, während 30 Prozent durch Bewegung beeinflusst wird. Daher ist der wichtigste Faktor der Gewichtsabnahme eine gesunde und ausgewogene Ernährung.

Hier ist eine unausweichliche Tatsache: Sie benötigen einen festen Plan, um erfolgreich mit Ihren Diäten und Gewichtsverlust Ziele zu sein. Einer der größten Gründe, warum Gewichtsverlust Träume zerbröckeln lässt, weil das Individuum es nicht schafft, ist eine bestimmten Mahlzeit Plan zu folgen. Unerwartete Dinner-Dates oder Coffee-Runs sind Kurvenbälle, die oft in Ihr bereits gesetztes Programm geworfen werden und Sie somit Scheitern lässt.

Dieses Buch hilft Ihnen, Ihre Essgewohnheiten zu entwickeln und Ihre Mahlzeiten so zu strukturieren, dass das Abnehmen leicht wird. Diese Rezepte sind effektiv und lecker. Sie werden Ihnen helfen, und Sie durch Ihre Gewichtsverlust Reise führen und Ihnen erstaunliche Ergebnisse zeigen.
Die einzige Möglichkeit für Sie, Ihre idealen körperlichen

Ergebnisse zu erzielen, besteht darin, sich um das zu kümmern, was in Ihnen steckt. Die Gesundheit von Herz, Magen, Darm und Muskeln ist wichtiger als der Versuch, gesünder auszusehen, als Sie tatsächlich sind.

Es ist Zeit für Sie, eine erstaunliche und gesunde Person zu werden. Das Lesen dieses Buches ist nur der erste Schritt, um Ihre Gesundheits- und Fitnessziele zu erreichen. Egal wie oft Sie scheitern, sollten Sie niemals aufgeben. Der wichtigste Teil bei einer Diät ist ständig bemüht, erfolgreich zu sein, auch wenn es hart wird. Detox Täglich hilft Ihnen, einen völlig neuen Lebensstil zu entwickeln, so dass Sie sich durch eine ausgewogene Ernährung großartig fühlen. Viel Glück auf Ihrer Entgiftungsreise!

30 Smoothies zum Abnehmen

Smoothies sind so einfach zu machen; Alles, was Sie tun müssen, ist alle Zutaten in einen Mixer geben und Sie haben Ihr Getränk! Sie können verwendet werden, um Mahlzeiten zu ersetzen, zusätzliche essentielle Vitamine aufzunehmen und Ihre Ernährung auszugleichen.

Hinzufügen von Super-Food-gefüllten Getränken zu Ihrer Diät wird Ihre Energie steigern, helfen Ihnen, Gewicht zu verlieren, und Ihr Verdauungssystem verbessern. Schauen Sie sich diese köstlichen Smoothie-Rezepte an!
Trinken zum Entgiften jeden Tag 1 bis 2 Smoothies.

1. <u>Himbeer, Joghurt und Banana Smoothie</u>

- ½ Tasse fettfreier griechischer Joghurt

- ½ einer Banane · 300ml Magermilch

- ½ Tasse gefrorene Himbeeren

2. Banane und Schokolade Whey Protein Shake

- 2 TL. von Schokolade Molkeproteinpulver

- 6 Eiswürfel

- ½ Banane

- 2 TL. Leinsamen

- ¾ Tasse 1% Schokoladenmilch

- 2 EL. fettarmer Vanillejoghurt

- ¼ Tasse gehackte Pekannüsse

- ¾ Tasse Ricotta

3. <u>Schokolade und Pfefferminz Smoothie</u>

- 3 Eiswürfel

- 1 EL. von dunklen Schokoladenstückchen

- 2 EL. Kakaopulver

- 1 große gefrorene Banane

- ¼ Teelöffel Pfefferminzextrakt

- 1 Prise Meersalz

- 1 Tasse Mandelmilch, ungesüßt ·

- 1 Kugel Schokoladenpulver

4. <u>Banane und Schokolade Erdnussbutter</u>

- ¼ Tasse Erdnussbutter

- 1 Tasse Mandelmilch

- ½ Teelöffel. Vanilleextrakt

- 2 große gefrorene Bananen, geschält und in

  Scheiben geschnitten

- 2 EL. ungesüßtes Kakaopulver

- ¾ Tasse Eis

5. <u>Kirschen Smoothie</u>

- 3 Eiswürfel

- ¾ Teelöffel. Agavennektar

- ¾ Tasse gefrorene Kirschen

- ¼ Tasse Orangensaft

- 1 geschälte Kiwi, in Viertel geschnitten

- ½ Tasse Kokoswasser

- 1 Scoop-Proteinpulver (optional)

6. <u>Berrylicious Getränk</u>

- 1/4 Tasse gefrorene Blaubeeren

- 1 Teelöffel Erdnussbutter

- 1 Banane, zerschnitten

- 1/4 Tasse gefrorene Erdbeeren

- 1/2 TL von Honig

- 1/2 Tasse fettfreie Milch

7. Cremiger Erdnussbutter-Smoothie

- 1 EL. von Erdnussbutter

- ¼ Teelöffel Zimt

- 1 Tasse Vanille Sojamilch

- 6 Eiswürfel 8.

8. <u>Detox Veggie Drink</u>

- ½ Tasse Wasser

- 1 Grünkohlstiel mit entferntem Stiel

- 1 geschälte und gehackte Birne

- ¼ Tasse Minzeblätter

- 1 Tasse Baby Spinat

- kleines Stück geschälten Ingwer

- ½ einer Zitrone, mit Haut·

- ¼ Tasse Petersilie ·

- 10 cm Stück Gurke, geschält

9. Kokosnuss und Mandeln Dessert Smoothie

- 1 gefrorene mittelgroße Banane ·

- 1 Kugel Proteinpulver

- 1 Tasse Kokosmilch

- 2 TL. Vanilleextrakt

- 1 Tasse Eis

- 1 Tasse Spinat

- 1 Tasse Grünkohl

- 2 EL. aus Mandelbutter

10. Kakao Süße Smoothie Treat

- 1 großes Ei

- ½ Teelöffel. Vanilleextrakt

- 1 ½ Tasse Mandelmilch, ungesüßt

- 1 ½ EL von Honig

- 2 EL. von Kakaopulver, ungesüßt

- 1 Kugel Vanille-Molkeproteinpulver

11.   <u>Heidelbeer-Mandel-Smoothie</u>

- ½ Tasse Mandelbutter

- 3 entkernte Datteln, in Viertel geschnitten

- 1 geschälte und geschnittene Banane

- ¾ Tasse Mandelmilch

- ½ Tasse Naturjoghurt ·

- 1 Tasse gefrorene Blaubeeren ·

- 1 Tasse Eis, oder so viel wie Sie brauchen

12. <u>Süße Schokolade Mandel Dessert</u>

- 6 Rohmandeln, ungesalzen

- 1 Kugel Schokoladenpulver

- 1 Tasse Eis

- ½ Esslöffel. ungesüßte Kokosnuss, gerieben

- 1 Tasse Vanille-Mandelmilch, ungesüßt

- ½ Teelöffel. von Mandelextrakt

13.   Iced Mocha Delight

- 1 Schuss Espresso

- 2 TL. Kakaopulver

- ½ Tasse Vanille fettarmen gefrorenen Joghurt

- 4 Eiswürfel

14. <u>Tropischer Insel Smoothie</u>

- ¾ Tasse Eis

- ¼ Tasse gesüßte, geschnetzelte Kokosnuss

- ½ Tasse Ananassaft

- ½ Tasse gehackte Ananas

- ½ Tasse Kokosmilch

- ½ Tasse Vanillejoghurt

- 1 Teelöffel. Vanilleextrakt

- 1 mittelgroße Banane

15.　Untertasse Überraschung Smoothie

- 2 TL von gemahlenem Leinsamen

- 1 Tasse Eis

- 1/3 Tasse Hüttenkäse

- ¼ Tasse Wasser

- 1 EL. von Erdnussbutter

- 1 Kugel Schokoladenpulver

- 1 EL. Instant-Jell-O-O Pudding-Mischung

Butterscotch

Green Drinks

Diese grünen Getränke helfen Ihnen garantiert, Ihren Körper zu reinigen, während Sie Anti-Aging-Antioxidantien, verjüngende Vitamine und pflegende Nährstoffe erhalten, die Sie jünger, schlanker und gesünder aussehen lassen! Sie sollten nie Angst haben, einen grünen Smoothie wegen seiner Farbe nicht zu versuchen, egal wie abschreckend es aussieht.

Oft sind grüne Smoothies die am besten schmeckenden! Und einige grüne Smoothies sind überhaupt nicht grün; Ihr "grüner" Status kommt von dem Gemüse im Inneren sowie ihren leckeren Vitaminen und gesundheitlichen Vorteilen. Werfen Sie einen Blick auf diese 15 grünen Smoothies und Getränke-Rezepte!

16. <u>Fett Verlust Grüner Smoothie</u>

- 1 Tasse Magermilch

- ½ Tasse gehackter Spinat

- 1 mittlere Banane

- Tasse gefrorene Blaubeeren

17.   <u>Saugende Gurke</u>

- 2 Tassen Honigmelone, in Würfel geschnitten

- 1 Teelöffel. Zitronensaft

- 1 geschnittene und entkernte Gurke

- Kleines Stück Ingwerwurzel

- 1 Tasse grüner Tee

- 3 Tassen Spinat

18.   <u>Kokosminze-Traum</u>

- 4 entsteinte Daten

- 1 ½ Tassen Spinat

- 2 mittelgroße Bananen

- 2 Tassen ungesüßte Kokosmilch

- 1 Teelöffel. von Vanille

- ½ Tasse Minze

19. <u>Green Detox und Citrus Cream</u>

- ½ Tasse griechischer Joghurt

- 1 Tasse Eis

- 1 Grapefruit

- ½ einer gefrorenen Banane

- ½ Tasse gekühlter Grüntee, ungesüßt

- 1 Navel-Orange

- ½ Esslöffel. von Honig

- Saft von einer halben Zitrone

20. Garten Smoothie

- 1/3 einer gelben Zwiebel

- 1 geschälte Knoblauchzehe

- 4 Roma-Tomaten

- ½ Tasse Grünkohl

- ¼ Tasse Cashew-Stücke

- 1 gelbe Paprika

- 1 Orange Paprika

- 12 Basilikumblätter

21.   <u>Vor-Gym-Saft</u>

- 1/3 Tasse Haferflocken

- 1 entkernter Apfel

- 1 EL. von organischem Kokosnussöl

- 2 Tassen Spinat

- 1 Banane

- ½ Teelöffel. von gemahlenem Zimt

- 2 Tassen ungesüßte Mandelmilch

22. <u>Granatapfel und Grünkohl Detox</u>

- 1 Tasse Cranberries

- 8 Minzblätter

- 5 Kohlblätter, groß

- 1 entkernte Birne

- 1 Tasse Granatapfelkerne

- 1 geschältes Ingwer

23. <u>Spinat und Ballasstoffmischung</u>

- 1 geschälte Orange

- 1 ½ Tassen Wasser

- ¼ Tasse Haferflocken

- 2 Tassen Spinat

- 2 Tassen Mango

24.   <u>Super Süßer Detox Smoothie</u>

- ½ Tasse Spinat

- ¼ Teelöffel. mit Zimt

- ½ Von einer kleinen Avocado

- ½ Teelöffel. Vanilleextrakt

- 1 gefrorene Banane

- ¼ Tasse Mandelmilch, ungesüßt

25.   Erdnussbutter & Marmeladensaft

- ½ Tasse Eis

- ½ Tasse Blaubeeren

- ½ einer gefrorenen Banane

- ½ Tasse Mandelmilch, ungesüßt

- 1 kleiner Behälter mit Vanille griechischen Joghurt

- ¼ Tasse Grünkohl

- 1 EL. von Erdnussbutter

26. <u>Minze frischer Geschmack</u>

- 2 mittelgroße Bananen

- 1 ½ Tassen Spinat

- 4 entsteinte Datteln

- 2 Tassen Mandelmilch, ungesüßt

- ½ einer Avocado

- 2 EL. aus Kakaopulver

- ½ Tasse Minze

27.   Frische Erdbeere und kühle Minze

- ¼ Tasse Kokosmilch

- 1 ½ Tassen Spinat

- ¼ Tasse Honig

- 2 Tassen gefrorene Erdbeeren

- ½ Tasse Minze

28.   <u>Banane, Ingwer und Spinat Smoothie</u>

- 3 mittelgroße Bananen

- ½ Tasse Koriander

- 1 Limette

- 1 ½ Tassen Spinat

- Kleines Stück Ingwer

- 2 Tassen Wasser

29.   Gemüse-gefüllte Heilung

- ½ Tasse Gurke

- 1 Birne, zerschnitten

- 1 Tasse Grünkohl

- 1 EL. von Minze

- ½ Tasse Sellerie, zerschnitten

- 1 Tasse Kokoswasser

- 1 Tasse Römersalat

- Der Saft einer Zitrone

- 1 Teelöffel. mit Zimt

- 1 EL. Petersilie ·

- 1 Teelöffel. von Kurkuma

- 1 EL. von Chiasamen

30. <u>Nach dem Training Obst und Gemüse Mix</u>

- 1 Tasse Grünkohl

- ¼ Tasse Mango

- ½ Esslöffel von Kokosnussöl

- ½ Tasse roter Grapefruitsaft

- ½ Tasse Sellerie

- 4 Eiswürfel

- 3 EL. von Hanfherzen

- 1 Tasse Gurke